Fett am Bauch verbrennen

Schritt für Schritt in nur 3 Tagen einen schlankeren Bauch

Ein Buch der **Fitness Master Academy**

Achtung: Dieses Buch ist lediglicheine Informationsquelle zur Gewichtsreduktion. Bitte besprechen Sie in jeden Fall sämtliche Schritte mit Ihrem Arzt ab bevor Sie diese in die Tat umsetzten.

Inhaltsverzeichnis

Vorwort

Es ist zum Verrücktwerden! Egal, wie viel Sport du machst, wie viele Diäten du durchstehst, es ist immer wieder der Bauch, an dem sich zuerst Fett ansetzt. Dabei ist gerade ein schöner flacher Bauch der Hingucker schlechthin, wenn du deine Lieblingsklamotten trägst. Fett am Bauch bringt dich dagegen immer wieder dazu, deinen Körper unter weiter Kleidung zu verstecken.

Wenn auch du frustriert bist, weil du ausgerechnet am Bauch immer wieder zunimmst, ist dieses Buch genau das Richtige für dich. Denn hier lernst du alle Hintergründe, die du kennen musst, um deinem Bauchfett ein für alle mal Lebewohl zu sagen. Denn das Problem mit dem Bauchfett, das du selbst hast, haben die meisten Frauen (und auch Männer). Wenn du erst einmal verstehst, wie es zustande kommt, bist du auch in der Lage, aktiv etwas dagegen zu tun - und zwar dauerhaft und ohne Jojo-Effekt. Alles, was du dazu brauchst, ist die entsprechende Motivation, endlich dein Traumgewicht zu erreichen und einen schönen schlanken Bauch zu bekommen. Alles andere erklärt dir dieser Ratgeber.

Dieses Buch ist bewusst kurz gehalten. Denn du musst nicht viele Dinge lernen, um deinen Bauch so schlank werden zu lassen, wie du dir das wünschst. Wichtig ist, dass du mit einer positiven Einstellung an das Ganze herangehst - und dir auch mal Fehler verzeihst. Am Ende solltest du selbst der einzige Grund für deinen schlanken Bauch sein. Du musst dir selbst gefallen und dich wohlfühlen - und das geht am besten ohne Druck und Stress, sondern mit einer gehörigen Portion Optimismus - und manchmal ein bisschen Nachsicht.

Einleitung

Die meisten Frauen sind unzufrieden mit ihrem Körper. Gerne wären auch sie im Sommer im Bikini stolz auf ihre Figur oder würden eng anliegende Kleider tragen, doch es gibt immer wieder eine Körperteil, der die meisten Frauen frustriert: der Bauch. Denn gerade der "Wohlstandsbauch" gilt in unserer Gesellschaft als Zeichen dafür, ein paar Pfunde zu viel auf die Waage zu bringen. Und er ist für viele das erste Signal dafür, dass der eigene Körper nicht mehr so schön straff ist wie er mal war.

Dabei müsste das nicht sein - es ist nämlich gar nicht so schwierig, das lästige Bauchfett in den Griff zu bekommen. Mit der richtigen Hilfestellung kannst auch du es schaffen, endlich rank und schlank zu sein - auch in der Körpermitte.

Dieses Buch zeigt dir zunächst, wieso überhaupt immer wieder Fett am Bauch entsteht. Wenn du die Ursachen für dein Bauchfett verstehst, kannst du auch einfacher dagegen aktiv werden. Im zweiten Kapitel erfährst du alles über gesunde Ernährungsgewohnheiten, die Bauchfett gar nicht erst entstehen lassen. Das dritte Kapitel ist der Bewegung gewidmet - doch keine Sorge, niemand erwartet von dir, dass du ab jetzt Höchstleistungen im Fitness Studio erbringst. Stattdessen lernst du, wie du Bewegung sinnvoll in deinen Alltag integrieren kannst.

Im vierten Kapitel lernst du deine neuen Lieblingslebensmittel kennen: Diese unterstützen nämlich aktiv die Fettverbrennung. Davon darf es also gerne ein bisschen mehr sein. Im fünften Kapitel erhältst du dann noch weitere Tricks, um es dir rundum einfacher zu machen, Bauchfett zu verlieren.

Als Bonus bekommst du noch deinen 14tägigen Aktionsplan, der dir den Einstieg in die Fettverbrennung am Bauch besonders leicht machen soll.

Doch genug der einführenden Worte - du willst sicher sofort loslegen! Also viel Spaß und viel Erfolg bei deinem Kampf gegen das Bauchfett!

Kapitel 1: Warum entsteht immer am Bauch Fett?

1.1 Genetische Ursachen

Du kennst sie wahrscheinlich auch: Es gibt Menschen, die können anscheinend essen, was sie wollen, müssen keinen Sport machen, und nehmen trotzdem kein Gramm zu. Manche dieser Menschen beschweren sich auch noch darüber, und das ist nun wirklich das Letzte, was man hören möchte, wenn man selbst mit den Kilos kämpft.

Hast du dich auch schon mal gefragt, was das Geheimnis dieser Leute ist? Vielleicht essen sie nie, wenn sie alleine sind, oder machen heimlich sehr viel Sport. Die ernüchternde Antwort auf diese Frage ist: Es gibt kein Geheimnis. Denn die gute ist zugleich die schlechte Nachricht bezogen auf das Bauchfett: Die meisten Menschen können gar nichts dafür. Es gibt genetische Anlagen für den eigenen Körperbau, die man von den Eltern oder sogar den Großeltern erbt. Und die natürlich schlanken Menschen, die du in deinem Umfeld hast, sind tatsächlich einfach - natürlich schlank.

Welche Figur hat deine Mutter? Oder dein Vater? Und deine Geschwister? Schau dich in deiner Familie um, um zu sehen, welchen Anteil die Genetik bzw. die Veranlagung als Ursache für dein Bauchfett hat.

Diese Erkenntnis soll dich aber keinesfalls entmutigen. Es gibt für alles im Leben genetische Vorgaben. Aber wenn der Mensch nicht in der Lage wäre, diese zu überwinden, dann wäre unsere Gesellschaft nicht da, wo sie heute ist. Es gibt viele Kinder, die größer werden als beide Elternteile, oder die einen besseren Schulabschluss machen. Das ist genetisch so auch nicht angelegt, aber trotzdem im Rahmen der Möglichkeiten. Und oft gar nicht einmal so schwer, wie du vielleicht denkst.

Trotz deiner genetischen Veranlagung stehen dir alle Türen offen, genau so schlank zu werden wie Menschen mit "schlankeren"

Genen. Du kämpfst also nicht gegen deine Körper und gegen Gene, die sich seit Jahrhunderten in deiner Familie befinden. Sondern du findest clevere Wege, deine Anlagen auszutricksen und zu überwinden. Wenn es in deiner Familie eine Veranlagung dafür gibt, Bauchfett anzusetzen, weißt du einfach, dass du ein bisschen mehr aufpassen musst als andere, die diese Veranlagung nicht haben. Es heißt aber in keinem Fall, dass du der Genetik hilflos ausgeliefert bist.

1.2 Stoffwechsel

Unser Stoffwechsel ist eine tolle Sache. Er sorgt dafür, dass die Nahrung, die wir zu uns nehmen, in ihre Bestandteile zerlegt und optimal verwertet wird. Unser Körper hat die Möglichkeit, chemische Prozesse durchzuführen, um aus Nahrung andere Dinge herzustellen - und uns damit Energie für all unsere Aktivitäten bereit zu stellen. Ohne Stoffwechsel ist kein Leben möglich. Wenn er nicht funktioniert, können wir unsere Nahrung nicht mehr richtig einsetzen und sterben. Alle Lebewesen verfügen über Stoffwechsel-Prozesse und ohne sie würde kein Lebewesen existieren.

Eine Funktion des Stoffwechsels ist es auch, unser Überleben dauerhaft zu sichern, an die Zukunft zu denken und dafür zu sorgen, dass auch in schlechten Zeiten ein Puffer für uns da ist. Unser Stoffwechsel ist also auch planerisch tätig legt also Vorräte für Notfälle an. Das ist natürlich absolut sinnvoll - und das tun wir alle auf die ein oder andere Weise ja selbst - aber leider hat er sich dafür als wichtigste "Lagerhalle" unseren Bauch auserkoren. Dass du am Bauch Fett bekommst, ist also eine gut gemeinte Aktion deines Körpers, um dich zu schützen.

Die Evolution hat also vorgesehen, dass Fettreserven gut sind, weil sie unser Überleben sichern, wenn es einmal nicht genug zu essen gibt. Das war in früheren Zeiten auch oft so der Fall und hat an vielen Stellen tatsächlich nicht nur das Überleben einzelner Menschen, sondern gleich der gesamten Menschheit gesichert. Heute sind wir aber in der westlichen Welt nicht mehr von Hungersnöten bedroht. Die Evolution des Menschen ist allerdings leider noch nicht so weit wie die Entwicklung unserer Gesellschaft, in der wir unser größeres Problem (und vor allem das unseres

Bauchfetts) eher ein Überangebot an Lebensmitteln als eine Hungersnot ist. Unser Stoffwechsel funktioniert aber dummerweise immer noch wie zur Steinzeit. Wenn du zu viele Lebensmittel zu dir nimmst, wird das Ganze direkt in Fettreserven umgewandelt, die du später wahrscheinlich doch nicht brauchst.

Hinzu kommt noch, dass wir alle unseren Stoffwechsel "erziehen". Wenn unser Körper oft genug glaubt, dass es Hungerphasen geben könnte, neigt er umso schneller dazu, Reserven vor allem in Form von Bauchfett anzulegen. Davon kann der Körper dann zehren, wenn es länger nichts zu essen gibt.

Hungerphasen? Genau - Diäten. Jede Diät sorgt dafür, dass im Anschluss daran umso leichter Fettreserven angelegt werden. Daher ist es so wichtig, dass du nicht einfach die Menge an Kalorien einschränkst, die du zu dir nimmst, sondern dass du deine Essgewohnheiten dauerhaft umstellst, um nicht in die Jojo-Falle zu geraten und anschließend umso mehr zuzunehmen.

Eine sinnvolle Umstellung deiner Gewohnheiten führt dazu, dass dein Stoffwechsel besser und schneller funktioniert, du die Nahrung, die du aufnimmst, auch direkt verbrennst, und dein Körper gar nicht erst auf die Idee kommt, Fettreserven anzulegen.

1.3 Psychische Belastungen

Unser Essverhalten hängt stark davon ab, wie wir uns gerade fühlen. Bist du ein Stress-Esser? Oder jemand, der gerne in Gesellschaft isst? Viele von uns haben sich schon von Kindheit an daran gewöhnt, dass Essen nicht einfach dazu dient, unseren Hunger zu stillen und uns mit Energie zu versorgen, sondern gleichzeitig Trost spendet und uns glücklich machen soll - was es natürlich nicht tut. Trotzdem gibt es viele Menschen, die Essen dazu missbrauchen, ihnen kurze Glücksmomente oder Zerstreuung zu verschaffen, wenn gerade mal nicht alles so läuft, wie sie es sich wünschen.

Stress und Kummer führen außerdem dazu, dass wir uns nicht so viel Zeit nehmen, die richtige Nahrung auszuwählen. Wenn du auf der Arbeit kaum dazu kommst, eine Mittagspause zu machen, bist du auch eher geneigt, mal etwas Ungesundes zu essen - einfach weil es schnell geht und viel leichter verfügbar ist. Und wer gerade Streit mit seinem Freund hat, hat auch nicht die Nerven, sich eine halbe Stunde lang in die Küche zu stellen, um sich gesund zu ernähren. Da tut es dann auch mal eine Tafel Schokolade.

Psychische Belastungen führen außerdem dazu, dass der Stoffwechsel eingeschränkt wird. Denn der Körper kennt vor allem zwei Zustände: Stress und Entspannung. Im Stress ist er kampf- und fluchtbereit. Eine ausgiebige Verdauung stört da nur. Stattdessen hält dein Körper es für sinnvoll, jetzt Reserven anzulegen, um später besser kämpfen oder fliehen zu können, ohne sich um Nahrung kümmern zu müssen.

Psychische Belastungen haben also einen großen Einfluss auf dein Essverhalten und deinen Stoffwechsel - und damit direkt und indirekt auf das Fett, das sich an deinem Bauch anlagert. Es ist daher absolut sinnvoll, deinen Stress gut in den Griff zu bekommen. Damit tust du nachhaltig etwas für deine Gesundheit und so natürlich auch für deine Figur. Wer entspannter ist, greift nicht so oft zu Stress-Essen und hat einen besseren Stoffwechsel. Vieles andere stellt sich dann fast von selbst ein. Eine gute Möglichkeit, hier tätig zu werden, sind Entspannungsverfahren wie das Autogene Training. Diese helfen dir, auch in stressigen Zeiten nicht den Kopf zu verlieren - und nicht den Anspruch, gesund zu leben.

1.4 Sport

Dein Körper ist von der Natur dazu ausgestattet, dich schnell von einem Ort an den anderen zu begeben, Dinge tragen und bewegen zu können und dein Revier zu verteidigen. Vieles davon machen wir heute gar nicht mehr oder nur noch sehr selten. Arbeit findet häufig am Computer statt, wenn wir irgendwohin kommen wollen, nehmen wir das Auto oder öffentliche Verkehrsmittel. Und kämpfen tun wir maximal noch mit Worten oder auf Facebook.

Dein Körper wird also nicht mehr so gefordert, wie das eigentlich mal gedacht war. Die Folge ist, dass du Bauchfett ansetzt. Denn du hast noch den gleichen Appetit, den auch unsere Vorfahren hatten, verbrennst aber deutlich weniger. Und das nicht nur, weil du weniger aktiv bist, sondern auch, weil durch die mangelnde Aktivität deine Muskeln weniger stark ausgeprägt sind. Und Muskeln verbrennen am meisten Kalorien.

Sport ist die beste Möglichkeit, hier einen Ausgleich zu schaffen. Ein Grund, warum du Bauchfett ansetzt, ist also, dass du dich zu wenig bewegst und zu wenige Muskeln hast. Sport ist natürlich umso beschwerlicher, je mehr man wiegt, und wenn du schon länger keinen Sport gemacht hast, lässt die Aussicht darauf dich wahrscheinlich nicht in Jubel ausbrechen.

Dabei muss Sport gar nicht so schlimm und anstrengend sein, wie wir das alle immer denken. Denn das Tolle ist, dass durch Bewegung und Sport auch Glückshormone ausgeschüttet werden und er auch ein toller Katalysator bei Stress ist. Sport hilft auch, Fett zu verbrennen, wobei der Effekt beim Sport selbst relativ gering ist. Du musst schon ganz schön lange laufen, um ein Stück Kuchen zu verbrennen. Aber dein Körper wird insgesamt fitter dadurch und verbrennt mit mehr Muskeln selbst dann mehr Energie, wenn du auf dem Sofa liegst und sonst gar nichts tust.

Wenn du bisher zu wenig Sport gemacht hast, hast du hier eine Möglichkeit, um dein Bauchfett besser in den Griff zu bekommen. Im dritten Kapitel lernst du, wie du diese Chance nutzen kannst, ohne gleich für einen Marathon zu trainieren oder dich im Fitness-Studio anzumelden.

1.5 Ungesunde Essgewohnheiten

Der wichtigste Faktor, der dazu führt, dass du Bauchfett bekommst, sind deine Essgewohnheiten. Daher ist in diesem Buch auch ein ganzes Kapitel gesunden Essgewohnheiten gewidmet, denn hier kannst du mit Änderungen am meisten bewirken.

Besonders wichtig ist es, dass du erkennst, dass es sich hier tatsächlich um Gewohnheiten handelt, nicht darum, dass du hin und wieder mal etwas Ungesundes isst. Bauchfett kommt nur dann zustande, wenn über einen langen Zeitraum viele Faktoren (die schon angesprochenen wie Veranlagung, zu wenig Sport, Stress, schlechter Stoffwechsel und natürlich das falsche Essen) zusammenspielen. Von einem Riegel Schokolade bekommt niemand Bauchfett. Wenn du es dir über einen langen Zeitraum hinweg aber zur Gewohnheit machst, regelmäßig zu den falschen und selten zu den richtigen Lebensmitteln zu greifen, gibst du deinem Körper damit Signale, die dieser fast direkt in Bauchfett übersetzt.

Essgewohnheiten zu ändern ist eine besondere Herausforderung, denn in aller Regel hast nicht du sie geprägt, sondern du hast sie aus der Kindheit mitgenommen. Du hast ein "Trostpflaster" in Form einer Süßigkeit bekommen, wenn du hingefallen bist? In eurer Familie wurde nicht regelmäßig gegessen, sondern jeder hat geschaut, worauf er gerade Lust und Hunger hatte? Oder das Abendessen war die Hauptmahlzeit? Dann sind diese Dinge bei dir ganz tief verankert und du lebst sie - oder auch Variationen davon - unbewusst weiter. Das Trostpflaster gibst du dir mittlerweile vielleicht selbst, wenn du traurig bist, du isst unregelmäßig und abends isst du besonders gerne.

Dass dir Essgewohnheiten mitgegeben wurden, die dir heute vielleicht nicht unbedingt helfen, liegt daran, dass man noch nie so viel über gesunde Ernährung wusste wie heute. Das ist dein großer Vorteil, den deinen Eltern noch nicht hatten. Also ist es jetzt an dir, diesen Knoten zu zerschlagen und dafür zu sorgen, dass du selbst gesunde Essgewohnheiten annimmst und sie vielleicht sogar weitergibst. Denn wenn du weißt, welche Essgewohnheiten dir schaden, schaffst du es, sie aktiv zu ändern und bewusst gesünder zu leben und zu essen. Denk immer daran: Du bist nicht der Gefangene deiner Essgewohnheiten. Alles, was du erkennst und verstehst, kannst du so ändern, wie du es möchtest.

1.6 Alter

Es gibt noch einen weiteren Punkt, der dazu führt, dass du Bauchfett ansetzt, und den du selbst nicht beeinflussen kannst: Dein Alter. Mit zunehmendem Alter wird das Fett am Bauch mehr und es wird schwieriger (aber nicht unmöglich!), es loszuwerden. Dies hat zwei Ursachen.

Der Stoffwechsel, über den du ja jetzt bereits einiges weißt, verändert sich nicht nur durch dein Verhalten, sondern auch ganz natürlich im Laufe deines Lebens. In der Jugend müssen noch sehr viele Dinge am Körper entwickelt werden, du bewegst dich automatisch mehr und verbrauchst dadurch deutlich mehr Energie. Der Stoffwechsel läuft auf Hochtouren. Je älter du wirst, desto weniger Energie brauchst du auch als Grundbedarf. Dein Körper macht keine großen Entwicklungen mehr durch und auch dein Tagesrhythmus wird routinierter und weniger aktiv.

Während man als Jugendlicher noch durch die Schule zu Bewegung "gezwungen" wird, man häufiger tanzen geht und mit Freunden durch die Stadt zieht, werden mit jedem Jahr die Abende ruhiger und finden häufiger zuhause statt. Dass man mit zunehmendem Alter auch eher mehr Geld zur Verfügung hat, führt auch dazu, dass man eher mal essen geht, statt sich selbst etwas zu kochen. Und man gönnt sich gerne auch etwas Essbares. Der Grundbedarf sinkt also, die Essgewohnheiten bleiben oder werden sogar schlechter. Dies führt natürlich zu Bauchfett.

Ein weiterer Grund dafür, dass man mit zunehmendem Alter rundlicher aussieht, ist das Nachlassen des Bindegewebes. Selbst, wenn du nicht mehr wiegst als vorher, kann dein Körper dicker aussehen, einfach, weil das Fett nicht mehr so gut gestützt wird und nun sichtbarer wird.

Wie bei allen Gründen für Bauchfett bist du auch deinem Alter nicht hilflos ausgeliefert. Zwar kannst du nichts daran ändern, dass du älter wirst, aber du kannst etwas zur Straffung deines Bindegewebes tun. Und wenn du weißt, dass du mit zunehmendem Alter weniger Energie verbrennst, kannst du auch dagegen etwas tun - weniger Energie zuführen oder durch Sport mehr Energie verbrennen. Wie dies gelingt, erfährst du in den folgenden Kapiteln.

Kapitel 2: Gesunde Essgewohnheiten

2.1 Warum deine Essgewohnheiten so wichtig sind

Du hast im letzten Kapitel gelesen, dass es zahlreiche Gründe dafür gibt, dass du immer wieder am Bauch Fett ansetzt. Diese Gründe spielen alle zusammen, sie unterscheiden sich jedoch in zwei wichtigen Punkten: Zum einen in dem Ausmaß, wie du auf sie Einfluss nehmen kannst, und zum anderen dahingehend, welchen Effekt eine Änderung auf deine Figur hat.

In beiden Punkten schneiden die Essgewohnheiten am besten ab: Du kannst sie am leichtesten ändern, denn du hast jeden Tag zahlreiche Gelegenheiten dazu. Du kannst jederzeit damit anfangen (am besten jetzt sofort!) und es kostet dich kein zusätzliches Geld.

Gleichzeitig ist es die einfachste Möglichkeit, deinen Energiehaushalt zu kontrollieren. Eine Portion Pommes hat so viele Kalorien, wie du bei einer Stunde Aerobic verbrennst. Die Rechenaufgabe ist ziemlich simpel. Was ist einfacher: Sich eine Stunde abrackern oder statt der Pommes ein Stück Obst oder Gemüse essen?

Du siehst also: Wenn du deine Essgewohnheiten änderst, bist du schon auf dem besten Weg zur Traumfigur ohne Bauchfett. Wie einfach das Ganze ist, erfährst du in den folgenden Kapiteln.

2.2 Nie ohne Frühstück aus dem Haus

Du hast wahrscheinlich schon mal gehört, dass das Frühstück die wichtigste Mahlzeit des Tages ist. Das ist tatsächlich keine Binsenweisheit, sondern es stimmt und es kann dir dabei helfen, dein Bauchfett dauerhaft loszuwerden.

Wenn du morgens ein gesundes Frühstück zu dir nimmst, bist du gut vorbereitet auf den Tag. Du hast nicht sofort Hunger, wenn du zur Schule oder ins Büro kommst und denkst auch nicht direkt ans Essen, wenn du ein bisschen Stress hast. Dein Körper ist perfekt ausgestattet dafür, den Tag gut zu überstehen. Außerdem weiß dein Körper sofort: Heute gibt es genug zu essen! Und dein Stoffwechsel stellt sich entsprechend darauf ein. Ein gesundes Frühstück kurbelt ihn also an.

Außerdem setzt du mit deinem Frühstück schon ein Zeichen für dich selbst für die Ernährung am gesamten Tag. Wenn du gut frühstückst, achtest du automatisch auch am Rest des Tages darauf, dass du gesünder und ausgewogener isst. Das perfekte Frühstück ist dabei ausgewogen und macht dich lange satt. Es hat viele Ballaststoffe (dazu später mehr), Vitamine und wenig Zucker.

Gute Möglichkeiten sind:

- Vollkornbrot mit Hummus und Avocado,
- Haferflocken mit Früchten und fettarmer Milch, zum Beispiel auch als Porridge,
- Vollkornmüsli mit Banane und Orangensaft,
- Fettarmer Joghurt mit Müsli und Früchten.

Wenn du überhaupt kein Freund von Frühstücken bist - zum Beispiel, weil in deiner Familie nie gefrühstückt wurde - kannst du dich langsam an ein regelmäßiges Frühstück herantasten, indem du morgens regelmäßig trinkst. Nein, keinen Kaffee, sondern einen leckeren grünen Smoothie. Dieser versorgt dich mit allen Nährstoffen, die du brauchst, hat dieselbe Energie wie eine Mahlzeit, macht dich lange satt, ist schnell zu bereitet und schmeckt außerdem sehr gut.

In vielen großen Städten werden mittlerweile grüne Smoothies in allen möglichen Läden verkauft, sodass du dir einfach auf dem Weg zur Arbeit einen besorgen kannst. Noch besser ist es natürlich, wenn du ihn dir selbst zubereitest. Alles, was du dazu brauchst, ist ein Mixer und frisches Obst und Gemüse. Deiner Fantasie sind keine Grenzen gesetzt. Als Faustregel kannst du zwei Mal so viel

Obst wie Gemüse nehmen, damit das Ganze nicht zu bitter wird. Wenn das Ergebnis zu zählflüssig ist, kannst du noch Wasser hinzufügen.

Ein Einsteiger-Smoothie besteht zum Beispiel aus einer halben Salatgurke, einer Handvoll Blattspinat, einem halben Apfel, dem Saft einer Orange, einer Banane und etwas Wasser. Auch damit gehst du gut gestärkt und auf gesunde Ernährung programmiert aus dem Haus.

2.3 Fünf kleine Mahlzeiten pro Tag

Die meisten von uns haben zuhause gelernt, dass man drei Mal am Tag isst: Frühstück, Mittagessen und Abendessen. Tatsächlich essen wir dann alle sechs oder sieben Mal am Tag, weil die Zeit zwischen den Mahlzeiten so lang ist, dass wir sie mit Snacks und Süßigkeiten überbrücken. Dabei ist die Forderung nach den drei Mahlzeiten eher organisatorisch als gut für den Körper. Morgens und abends ist man ohnehin zuhause und kann den Tag mit einer Mahlzeit beginnen und beenden. Und mittags braucht man dann nur eine Pause zum Essen, wenn der Hunger besonders groß ist.

Für deinen Körper ist es aber viel besser, wenn er das Gefühl hat, dass quasi ununterbrochen Nahrungszufuhr stattfindet. Dann weiß er, dass er immer gut versorgt ist und dass es überhaupt keinen Grund gibt, Reserven in Form von Bauchfett anzulegen. Das bedeutet nicht, dass du ohne Pause essen sollst. Aber wenn du fünf Mahlzeiten über den Tag verteilst und diese etwas kleiner gestaltest, ist dein Stoffwechsel den ganzen Tag gut beschäftigt. Und so nimmst du gar nicht erst zu.

Wichtig ist natürlich, dass du nicht mehr zu dir nimmst, als du tatsächlich brauchst. Du sollst also nicht die drei Mahlzeiten wie gewohnt einnehmen, noch zwei zusätzlich und dazwischen weiter snacken. Stattdessen hilft es dir, morgens zu frühstücken, am späten Vormittag ein zweites kleines Frühstück einzunehmen, mittags ausgewogen zu essen, nachmittags nochmals einen gesunden Snack zu dir zu nehmen und mit einem kleinen Abendessen abzuschließen.

Eine Möglichkeit, wie dies konkret aussehen kann, wäre zum Beispiel:

- Frühstück um 7 Uhr: Grüner Smoothie (siehe Kapitel zum Frühstück),
- zweites Frühstück 10 Uhr: Haferflocken mit Früchten,
- Mittagessen um 13 Uhr: Salat,
- Nachmittagssnack um 16:00 Uhr: Joghurt mit Walnüssen und Honig,
- Abendessen um 19:00 Uhr: Vollkornnudeln mit Tomatensauce.

Du siehst, mithilfe dieses Musters isst du alle drei Stunden etwas und hast daher nie Hunger. Dein Körper ist permanent mit Nahrung versorgt, hat aber auch kein Überangebot. So verdaut er direkt alles und legt keine Fettreserven an. Und du musst dabei nicht einmal hungern!

2.4 Zucker vermeiden

Zucker ist einer der wichtigsten Gründe, warum in unserer modernen Gesellschaft so viele Menschen an Übergewicht leiden. Denn Zucker hat keinerlei Nährwert, dafür aber jede Menge Kalorien. Er ist besonders leicht in Fett umzuwandeln und daher schmeckt uns Süßes auch so gut: Denn für das Überleben des Menschen war es früher einmal eine gute Sache, genügend Vorräte zu haben.

Außerdem führt Zucker dazu, dass der Blutzuckerspiegel steigt, Insulin ausgeschüttet wird und der Körper sich dadurch nicht mehr an den Fettreserven bedient, sondern diese schön so lässt wie sie sind - bzw. sie noch weiter aufbaut. Wer viel Zucker isst und kein Hochleistungssportler, kann also sicher sein, schnell eine Menge Bauchfett anzusetzen.

Du solltest daher Zucker möglichst vermeiden. Mediziner

empfehlen, nicht mehr als 25 Gramm Zucker pro Tag zu sich zu nehmen. Das hört sich vielleicht viel an, ist aber sehr, sehr wenig. Denn Zucker ist in fast allem, was wir essen, enthalten.

Sehr viele fertige Lebensmittel enthalten viel Industriezucker. Er ist billig und verstärkt den Geschmack, außerdem hat er kein Fett - worauf viele Käufer bei den Zusätzen achten. Wenn du auf Zucker verzichten willst, solltest du also möglichst selten zu fertig vorbereiteten Lebensmitteln greifen, sondern sie so naturbelassen wie möglich kaufen und selbst verarbeiten.

Gewöhne dir am besten an, die Zutatenlisten aller Lebensmittel, die du kaufst, zu studieren. Du musst oft gar nicht nachschauen, wie viel Zucker enthalten ist, denn die Zutaten müssen so aufgeführt sein, dass die Zutat, die am meisten vorkommt, an erster Stelle steht. Und was steht da meistens? Genau, Zucker. Oder Glucose-Syrup, Fruktose, Maltodextrin oder Molkenerzeugnisse. 70 verschiedene Namen gibt es mittlerweile für Zucker. Du musst sie nicht alle kennen, aber wenn du den Namen einer Zutat nicht kennst, besteht eine gute Chance, dass du lieber gar nicht wissen willst, was da drin steckt.

Wenn du auf Süßes nicht verzichten willst oder kannst, gewöhne dir möglichst natürliche Süßungsarten an. Honig ist besser als Zucker, weil er zumindest Vitamine enthält, aber zu viel davon ist auch nicht gut. Zimt und Vanille geben einen süßen Geschmack und Obst enthält zwar auch viel Zucker, aber zumindest in Verbindung mit Vitaminen und Ballaststoffen. Bananen bestehen übrigens zu 50 % aus Zucker. Deswegen sind sie so lecker und hervorragend dafür geeignet, Zucker in Desserts oder Kuchen zu ersetzen.

2.5 Alkohol reduzieren

Du hast deine Ernährungsgewohnheiten umgestellt, Zucker reduziert und isst viel mehr Obst und Gemüse? Das ist ein Grund zum Feiern, also her mit dem Sekt! Doch stopp, leider muss ich dich hier etwas ausbremsen. Denn übermäßiger Alkoholgenuss ist nicht nur ungesund, sondern sorgt außerdem dafür, dass du ordentlich an Bauchfett zulegst.

Zum einen liegt das daran, dass Alkohol sehr viele Kalorien besitzt. Ein Liter Bier zum Beispiel hat 460 Kalorien. Das ist fast so viel wie eine ganze Tafel Schokolade! Wenn du abends feiern gehst und fünf Flaschen Bier trinkst, hast du also schon mehr als deinen gesamten Tagesbedarf an Energie zu dir geführt. Wein hat sogar noch mehr Kalorien, da er mehr Alkohol hat. Gleiches gilt natürlich für Hochprozentiges.

Alkohol führt aber aus einem weiteren Grund zu mehr Bauchfett. Er treibt - genau wie Zucker - den Blutzuckerspiegel nach oben, führt zu Heißhunger und sorgt dafür, dass kein Fett verbrannt wird. Wenn du außerdem genug getrunken hast, lässt du leicht deine guten Vorsätze fallen und isst ungesünder und vor allem unkontrollierter. Und das schlägt sich natürlich am nächsten Tag auf der Waage und auf deinen Hüften wieder.

Wenn du gerne abends mit Freunden anstößt und nicht auf Alkohol verzichten willst, versuche, möglichst etwas mit wenig Alkoholgehalt zu trinken. Eine Weinschorle hat gleich nur noch die Hälfte der Kalorien. Sorge außerdem dafür, dass es dir nicht zu leicht fällt, ungesund zu essen, sondern versuche, auch wenn du Heißhunger hast, lieber auf gesunde Sachen zurückzugreifen.

2.6 Viele Ballaststoffe

Ballaststoffe sind der Geheimtipp, wenn es darum geht, dauerhaft dein Bauchfett loszuwerden. Denn Ballaststoffe halten dich lange satt und machen nicht dick. Hier nun alle Infos, die du zu Ballaststoffen brauchst:

<u>Was sind Ballaststoffe?</u>

Der Name "Ballaststoffe" hört sich zunächst so an, als ob der Körper diese nicht braucht. Und tatsächlich sind Ballaststoffe solche Bestandteile der Nahrung, die der Körper nicht verwerten kann. Er scheidet sie unverdaut wieder aus.

Doch Ballaststoffe sind trotzdem nicht unnötig. Denn sie helfen bei der Verdauung und halten dich außerdem den ganzen Tag satt.

Es gibt zwei Arten von Ballaststoffen: Lösliche Ballaststoffe quellen in Flüssigkeit auf und vergrößern so ihr Volumen. Dein Magen bleibt schön voll und du bekommst keinen Hunger mehr. Unlösliche Ballaststoffe unterstützen die Verdauung, indem sie dabei helfen, die Nahrung besser "transportierbar" zu machen und so durch die Verdauungsorgane schleusen. Beide sorgen dafür, dass du nicht zu viel isst und alles, was du isst, gut verdaut wird und nicht als Fett auf deinen Hüften landet.

Welche Lebensmittel haben besonders viele Ballaststoffe?

Lösliche Ballaststoffe kommen vor in:

- Getreide,
- Hülsenfrüchten,
- Haferflocken,
- Vollkornreis.

Unlösliche Ballaststoffe finden sich vor allem in der Schale von Obst und Gemüse. Gerade beim Frühstück ist es wichtig, dass du ausreichend Ballaststoffe zu dir nimmst. Damit bleibst du schön satt und bist gut gerüstet für den Tag.

2.7 Je später der Abend, desto mehr Bauchfett

Das Abendessen ist das genaue Gegenteil vom Frühstück, und zwar nicht nur, weil es am anderen Ende des Tages liegt. Während du mit dem Frühstück die Basis für den Tag legst und genügend Energie zu dir nehmen solltest, um fit für den Tag zu sein, kommt nach dem Abendessen normalerweise gar keine körperliche Aktivität mehr. Entsprechend wenig solltest du am Abend zu dir nehmen.

Gerade, wenn du spät ausgiebig isst, schafft dein Körper es nicht, alles zu verdauen, was du ihm gegeben hast. Die Energie wird nicht mehr verbrannt, sondern für spätere Zeiten aufgehoben - genau, in Form von Bauchfett. Wenn du sehr viel isst und anschließend nur noch fernsiehst oder schlafen gehst, teilst du deinem Körper mit, dass du diese Energie eigentlich gar nicht brauchst, oder zumindest nicht sofort.

Ein weiterer Effekt von einem üppigen Abendessen ist, dass du am nächsten Morgen umso mehr Hunger hast. Wissenschaftler sind sich noch nicht einig, woran das liegt, aber wahrscheinlich hast du selbst schon einmal beobachtet, dass du gerade nach einem richtigen Festessen am nächsten Morgen besonders hungrig warst. Du startest also mit ausgiebigem Abendessen einen Teufelskreis, bei dem du morgens direkt wieder mit Heißhunger beginnst.

Um das zu vermeiden, solltest du nach 20 Uhr nichts mehr essen. Wenn dein Abendessen um 19 Uhr beginnt, hast du genügend Zeit, in Ruhe zu essen und anschließend noch einen großen Teil der Energie zu verbrennen. Denn natürlich sollte dein Abendessen auch um 19 Uhr kein 4-Gänge-Menü sein.

Wenn du es gewohnt bist, abends spät zu essen, kannst du dich Stück für Stück an eine frühere Uhrzeit herantasten. Nimm dir am besten vor, innerhalb einer Woche deine Abendessenzeit um eine Stunde nach vorne zu ziehen. Das sind pro Tag nicht einmal zehn Minuten und dein Körper wird die Umstellung kaum merken. Für dich bedeutet dies aber, dass du die Energie, die du zu dir nimmst, viel besser verbrennst, und sie nicht direkt in deine Fettreserven wandern lässt.

2.8 Vitamine und Mineralstoffe

Es gibt so viele Dinge, auf die man bei der Ernährung achten muss, dass kaum jemand im Blick hat, ob er wirklich genügend Vitamine und Mineralstoffe zu sich nimmt. Die meisten von uns haben irgendeinen Mangel. Dies wird noch stärker, wenn man sich beispielsweise vegetarisch oder vegan ernährt oder auf Grund einer Lebensmittelallergie auf bestimmte Dinge verzichten muss.

Dabei helfen Vitamine dabei, den Körper fit zu halten und auch die Verdauung anzuregen. Vor allem Vitamin C, das in frischem Obst und Gemüse vorkommt, unterstützt außerdem das Bindegewebe und hilft dabei, schlanker auszusehen.

Wenn du zu wenig Vitamine isst, hat dein Körper außerdem immer das Gefühl, dass er einen Mangel erleidet - und den drückt er durch Hunger aus. Wenn du dann gerade keine vitaminreiche Nahrung zur Hand hast, greifst du automatisch zu ungesunden Sachen. Heißhunger, der dich immer wieder dazu bringt, in alte Essgewohnheiten zurückzukehren, kann also auch durch Vitaminmangel bedingt sein.

An der Frage, ob man Vitamine in Form von Tabletten zu sich nehmen sollte, scheiden sich die Geister. Klar ist: Vitamine und Mineralstoffe aus der Nahrung zu beziehen, ist für den Körper einfacher verdaulich und daher gesünder als die Zugabe von Tabletten. Dennoch gilt: Wer es über die Nahrung nicht schafft, ausreichend Vitamine zu sich zu nehmen, ist mit Tabletten immer noch besser dran. Wenn du dir also nicht sicher bist, ob du Vitaminmangel hast, lasse dich am besten in der Apotheke beraten und nimm gegebenenfalls ein Multivitaminpräparat.

Ansonsten ist das beste Mittel gegen jeglichen Mangel, möglichst viel frisches Obst und Gemüse zu essen, und davon auch möglichst viele unterschiedliche Sorten. Damit bist du immer gut versorgt. Wenn du es nicht schaffst, Obst und Gemüse zu essen, hilft auch trinken - siehe die Smoothie-Tipps im Frühstückskapitel. Mit Smoothies erhältst du Vitamine, Mineralien und auch Ballaststoffe, weil du die Früchte und das Gemüse immer mit Schale pürierst. Und sie machen satt und schmecken lecker, sind also viel besser als jede Vitamintablette.

2.9 Fett ist nicht gleich Fett

Früher hieß es "Fett macht fett". Das stimmt so nicht mehr, denn mittlerweile weiß man, dass der Körper Fett zum Leben braucht und das Fette teilweise sehr wichtig sind. Es gibt jedoch gesunde und ungesunde Fette.

Gesunde Fette sind möglichst natürliche, pflanzliche Fette. Du findest sie zum Beispiel in Nüssen oder in Avocados. Von ihnen wirst du nicht dick, sondern sie helfen dir sogar dabei, dein Bauchfett loszuwerden. Denn Fett macht nicht fett, sondern vor allem satt. Von einer Handvoll Nüsse bist du genau so lange satt wie von einer Portion Pommes frites - bei deutlich weniger Kalorien. Und gesünder sind sie obendrein, weil sie noch Vitamine, Mineralstoffe und Eiweiß enthalten.

Ungesunde Fette wie in fettem Fleisch, in Frittiertem oder in Chips solltest du vermeiden. Sie sind meistens in Lebensmitteln zu finden, die ohnehin nicht besonders gesund sind, sodass du durch diesen Verzicht einen doppelt positiven Effekt erzielst.

2.10 Ausreichend trinken

Wenn du nicht genügend Flüssigkeit zu dir nimmst, kann auch das dazu führen, dass du an Bauchfett zulegst. Denn dein Körper kann nicht immer genau unterscheiden, ob du hungrig oder durstig bist. Wenn du nicht ausreichend trinkst, spürst du einen Mangel und greifst vielleicht schon aus Gewohnheit zum Essen - obwohl du eigentlich Durst hast. Ein weiteres sicheres Anzeichen dafür, dass du zu wenig trinkst, sind häufige Kopf- oder Halsschmerzen.

Am besten trinkst du jeden Tag mindestens drei Liter, und zwar Wasser oder ungesüßten Tee. Beides füllt den Magen, gibt dir ein Sättigungsgefühlt und gibt deinem Körper außerdem die Flüssigkeit, die er braucht - denn Wasser ist für den Körper noch deutlich wichtiger als Nahrung.

Wenn du Schwierigkeiten damit hast, regelmäßig zu trinken, stelle dir am besten ein Glas Wasser immer griffbereit auf den Schreibtisch. Du kannst auch dein Handy so einstellen, dass es dich alle zwanzig Minuten daran erinnert, etwas zu trinken. Und nimm immer eine Wasserflasche mit, wenn du aus dem Haus gehst. Mit etwas Gewohnheit fällt es dir bald leicht, ausreichend Flüssigkeit zu dir zu nehmen.

Kapitel 3: Möglichkeiten, Bewegung in den Alltag zu bringen

3.1 Warum Bewegung wichtig ist

Gerade, wenn du schon länger mit deinem Bauchfett haderst, kann es sein, dass auch du zu denjenigen zählst, die Bewegung meiden. Sport in der Schule hat keinen Spaß gemacht, die Anstrengung ist zu viel und die Erfolgserlebnisse bleiben auch aus. Außerdem - so steht es schließlich auch in Kapitel 2 - bringt es ohnehin mehr, weniger zu essen. Denn die Kalorien, die du mit Sport verbrennen kannst, hast du sehr schnell wieder gegessen. Wozu also die ganze Mühe?

Auch wenn Sport nicht jedermanns Sache ist, gibt es viele Gründe, die dafür sprechen, sich damit auseinanderzusetzen. Und es muss ja nicht immer gleich der Marathonlauf sein, wenn man mehr Bewegung ins Leben bringen möchte. Kleine Änderungen bringen oft genau so viel. Wie das funktioniert, erfährst du in den folgenden Kapiteln. Doch hier zunächst die Gründe für mehr Bewegung in deinem Leben.

Grund 1: Unser Körper ist für Bewegung gemacht.

Daran gibt es nichts zu rütteln. Unser Körper ist darauf ausgelegt, zu rennen, zu klettern, zu kämpfen und Lasten zu tragen. Da wir dies im Alltag nicht mehr tun, simuliert der Sport diese Bewegung. Wenn du damit angefangen hast, wird dein Körper sich regelrecht nach mehr Bewegung sehnen.

Grund 2: Ein fitter Körper verbraucht mehr Energie.

Wenn du mehr Muskeln hast, verbrauchen diese Energie, selbst dann, wenn sie kaum im Einsatz sind. Jeder Schritt, den ein muskulöses Bein geht, verbraucht mehr Kalorien, als ein geschwächtes Bein. Selbst im Schlaf steigt dein Grundumsatz, wenn du gut trainiert bist.

Grund 3: Nur Bewegung kann den Körper formen.

Wenn du weniger isst, kannst du abnehmen und dein Bauchfett loswerden. Deinen Körper so formen, wie du ihn gerne hättest, kannst du aber nur durch Training. Das Bindegewebe wird durch Sport straffer, deine Körperhaltung ändert sich und du siehst direkt schlanker aus - selbst dann, wenn du es noch gar nicht bist.

Grund 4: Es ist für jeden etwas dabei.

Es gibt so viele Sportarten, dass jeder etwas findet, was ihm Spaß macht. Es muss nicht das Fitness Studio oder das Schwimmbad sein. Du kannst im Team Sport machen oder du kannst die Zeit alleine nutzen, um deinen Gedanken nachzugehen. Du kannst Fußball schießen, klettern, Bogenschießen, Fahrradfahren. Dein Körper wird es dir danken.

Grund 5: Bewegung macht glücklich.

Beim Sport werden Endorphine ausgeschüttet. Das sind Glückshormone, und du fühlst dich nach körperlicher Anstrengung tatsächlich ein bisschen so, als wärst du gerade verliebt. Und das ist dann auch der perfekte Anreiz für das nächste Training, selbst dann, wenn es anstrengend ist.

3.2 Kleine Änderungen können Großes bewirken

Von 0 auf 100 zu gehen, ist gar nicht so einfach. Und außerdem nicht sinnvoll, weil der Erfolg meist ausbleibt. Hast du dir schon einmal vorgenommen, ab jetzt jeden Tag eine Stunde zu trainieren, und das auch eisern ein paar Tage lang durchgehalten? Und wie ist das Ganze ausgegangen?

Wenn wir uns zu viel vornehmen, bewirken wir meistens das Gegenteil dessen, was wir erreichen wollen. Du willst dein Bauchfett loswerden, bist hochmotiviert, jeden Tag auch Sport dafür zu machen, meldest dich im Fitness-Studio an und gehst brav eine Woche lang hin. Dann passiert normalerweise Folgendes: Du wirst krank. Eine Freundin hat Geburtstag. Dein Bein tut weh. Oder du hast einfach keine Lust. Und setzt einmal aus. Damit ist dann dein komplettes Vorhaben, jeden Tag Sport zu machen, gescheitert. Mit anderen Worten: Eigentlich macht es schon gar keinen Sinn mehr, damit weiterzumachen. Du bist frustriert und im schlimmsten Fall gefährdet das nicht nur dein "Teil-Ziel" Sport, sondern das gesamte Projekt, deinem Bauchfett den Kampf anzusagen.

Wichtig bei solchen Veränderungen ist also, dass du sie so angehst, dass du dir unnötigen Frust ersparst. Das schaffst du am besten, indem du dir realistische Ziele setzt. Niemand trainiert jeden Tag. Selbst Profisportler machen Pausen. Das braucht der Körper auch. Und natürlich ändert sich dein Leben nicht von einem Tag auf den anderen, sondern die Veränderungen passieren Stück für Stück.

Statt dir vorzunehmen, gleich ganz viel Sport zu machen, fängst du also am besten damit an, dass du mehr Bewegung in deinen Alltag einplanst. Ein gutes Ziel wäre zum Beispiel, dich jeden Tag einmal bewusst zu bewegen an einer Stelle, an der du es sonst nicht getan hättest. Du kannst zum Beispiel mit dem Fahrrad zur Arbeit fahren. Oder die Treppe nehmen, statt mit dem Fahrstuhl fahren. Oder die erste Bahnstation laufen. Dir fallen sicher noch viel mehr Dinge ein, wenn du deinen normalen Tagesablauf anschaust. Und das Tolle an einem solchen, etwas breiter gefassten Ziel: Wenn es morgens regnet und du das Fahrrad nicht nehmen kannst, steigst du später eben Treppen. Ein kleiner Rückschlag bedeutet dann nämlich nicht, dass du das Ziel nicht erreicht hast.

Auf diese Weise kannst du Stück für Stück mehr Bewegung in deinen Alltag bringen. Und je leichter du wirst, desto mehr Spaß wirst du auch daran haben.

3.3 Erst mal zuhause anfangen

Fitness-Studios sind toll. Es gibt die neuesten Geräte, mit denen man Cardio-Training machen kann und alle Muskelgruppen trainiert. Du kannst bei jedem Wetter Sport machen und dich vor Ort duschen und umziehen. Es gibt gut ausgebildetes Personal, das dir all deine Fragen beantworten und dir beim richtigen Training helfen kann. Du hast eine große Auswahl an Kursen, wo du in der Gruppe zu Musik Sport machen kannst. Und du lernst Leute kennen, die auch gerne trainieren. Es spricht also sehr viel für ein Fitness-Studio.

Für Sport-Anfänger oder -Wiedereinsteiger bergen Fitness-Studios aber auch ein großes Frustrationspotenzial. Denn dort trainieren viele Leute, die schon weiter sind als du. Wenn du gerade anfängst und dich mit ihnen vergleichst, wirst du manches Mal als Verlierer hervorgehen. Und wenn du dann zuhause bleibst, fühlst du dich doppelt schlecht, weil du viel Geld ausgegeben hast. Das wird dir die Lust am Sport sogar noch mehr verderben.

Bevor du dich also in einem Studio anmeldest, solltest du erst einmal zuhause beginnen, Sport zu machen. Denn es gibt viele Möglichkeiten, zu trainieren, ohne dabei gleich eine Mitgliedschaft in einem Studio einzugehen. Wie du mehr Bewegung in deinen Alltag bringst, hast du ja bereits im letzten Kapitel gelernt. Zusätzlich kannst du zuhause wie folgt gezielt trainieren:

- Gymnastik: Ein paar Übungen (Push-ups, Sit-ups) kennst du sicherlich noch aus Schulzeiten, und mit wenigen Minuten am Tag hast du so schon einen guten Einstieg ins Training.

- Yoga: Es gibt viele Anleitungsvideos im Internet, mit denen du ganz einfach zuhause Yoga machen kannst.

- Tanzen: Ein bisschen Musik und schon kannst du zum Takt durchs Zimmer wirbeln. Das verbrennt nicht nur viele Kalorien, sondern macht außerdem Spaß und gute Laune.

- Geräte: Ein Trainingsgerät (Laufband, Stepper, Hometrainer, Rudermaschine etc.) solltest du nur dann kaufen, wenn du sicher bist, dass du es auch nutzt. Wenn du aber sehr gerne mit einem bestimmten Gerät trainierst, kann sich die Anschaffung durchaus lohnen. Denn du sparst dir viel Zeit für den Weg zum Fitness-Studio, kannst zu jeder Tages- und Nachtzeit trainieren und bei ausreichend langer Nutzung hast du die Anschaffungskosten irgendwann auch wieder drin.

Natürlich kannst du auch im Freien trainieren, zum Beispiel beim Walken, Laufen oder Radfahren. Auch ein Besuch im Schwimmbad bringt dir sehr viel für den Kampf gegen dein Bauchfett.

3.4 Jeder Schritt zählt

Die einfachste Methode, dich mehr zu bewegen, ist, wenn du mehr zu Fuß gehst. Das hört sich banal an, aber es ist erschreckend, wie wenig manche Menschen sich zu Fuß bewegen. Es ist so einfach, schnell ins Auto zu steigen oder die Bahn zu nehmen, obwohl man denselben Weg auch bequem gehen könnte. Und oft wird als Argument (sich selbst gegenüber) für die Bequemlichkeit ins Feld geführt, dass man dadurch Zeit spart.

Ja, mit dem Auto bist du schneller auf der Arbeit oder bei Freunden als zu Fuß. Aber die Zeit "sparst" du ja nicht, um anschließend etwas Tolles damit zu machen. Sondern du planst von vornherein weniger Zeit für den Weg ein und bist trotzdem genau so gestresst - egal, ob du das Auto nimmst oder gehst.

Für das Gehen spricht neben der Bewegung auch, dass du dich komplett auf dich selbst konzentrieren kannst. Im ersten Kapitel hast du gelesen, dass Stress auch dazu führt, dass du an Gewicht zunimmst. Und durch "Gedankenpausen", die automatisch entstehen, wenn du irgendwohin zu Fuß gehst, beugst du dem vor.

Mittlerweile hat jedes Handy einen eingebauten Schrittzähler oder du kannst eine entsprechende App herunterladen. Außerdem gibt es sehr günstige Schrittzähler, die aussehen wie Armbanduhren. Damit kannst du ganz genau messen, wie viele Schritte du jeden Tag zurücklegst. Und dich dann langsam steigern.

Versuche, mindestens 10.000 Schritte am Tag zu gehen. Das wirkt viel, ist es aber gar nicht, wenn du wirklich alle Schritte berücksichtigst, die du am Tag so zurücklegst. Im Büro kannst du zum Beispiel deinen Kollegen besuchen, statt ihn anzurufen (aber Vorsicht, du solltest ihm damit auch nicht auf die Nerven gehen oder ihn von der Arbeit abhalten). Oder in der Pause einen kleinen Marsch um den Block zurücklegen.

Wenn du bisher wirklich sehr wenig zu Fuß gehst, fange mit einem niedrigeren Wert an. Starte beispielsweise mit 5.000 Schritten am Tag, versuche aber, dich jeden Tag um 200 Schritte zu steigern. Dann bist du nach nicht einmal einem Monat an deinem Ziel, jeden Tag 10.000 Schritte zu gehen.

Kapitel 4: Lebensmittel, die die Fettverbrennung unterstützen

Deine neuen besten Freunde

Es gibt Lebensmittel, die du nicht essen solltest, wenn du Bauchfett verlieren willst. Im Kapitel zu Ernährungsgewohnheiten hast du diese kennengelernt. Es gibt aber auch Essen, dass dich dabei unterstützt, Fett loszuwerden. Die Zusammensetzung dieser Lebensmittel kurbelt den Stoffwechsel an, macht dich lange satt und führt so dazu, dass du schneller abnimmst. Die folgenden Lebensmittel kannst du also guten Gewissens gerne und häufig essen.

4.1 Avocado

Avocados sind nicht umsonst so beliebt. Sie sind reich an Vitaminen und gesunden Fetten und helfen dir so dabei, gesund und satt zu sein. Die Linolsäure (eine ungesättigte Fettsäure), die in der Avocado vorhanden ist, kurbelt aktiv die Fettverbrennung in der Leber an. Leider hat die Avocado selbst relativ viele Kalorien, sodass du sie am besten mit fettarmen Lebensmitteln kombinierst. Möglichkeiten, wie du Avocados zubereiten kannst, sind zum Beispiel:

- im Smoothie,
- im Salat,
- auf Toast (sehr lecker mit Hummus, Salz und Pfeffer)
- oder einfach zum Löffeln.

Deiner Fantasie sind bei Avocados keine Grenzen gesetzt.

4.2 Broccoli

Broccoli ist nicht nur fast das ganze Jahr lang gut erhältlich, sondern hilft dabei, Bauchfett loszuwerden. Die vielen Vitamine und Mineralstoffe im Broccoli unterstützen den Körper dabei, dein Fett abzubauen. Dabei hat Broccoli sehr wenige Kalorien, sodass du nicht aufpassen musst, wie viel du davon isst. Die vielen Ballaststoffe sorgen dafür, dass du dich lange satt fühlst. Broccoli wird sogar nachgesagt, dass er bei der Krebsvorsorge hilft.

Broccoli kannst du gut kochen und mit Sauce servieren. Du solltest dabei aber aufpassen, dass die Sauce nicht alles wieder zunichte macht, weil sie zu viele Kalorien hat. Du kannst auch einen Gemüse-Auflauf mit Vollkornnudeln oder Reis daraus bereiten. Du musst den Strunk des Broccoli übrigens nicht wegwerfen, sondern kannst ihn hervorragend kochen und zu einer Suppe pürieren.

4.3 Salat

Salat ist immer ein guter Tipp, wenn es darum geht, Gewicht zu verlieren. Er ist vielseitig, lecker und die meisten Zutaten haben so gut wie gar keine Kalorien. Salat mit Gemüse hat viele Ballaststoffe und außerdem ist Salat reich an Vitaminen und Mineralstoffen. Daher kann Salat auch die Fettverbrennung aktiv beschleunigen.

Wenn du dich dazu entschließt, ab jetzt mehr Salat zu essen, unterstützt das auf jeden Fall deinen Wunsch, dein Bauchfett loszuwerden. Besonders gut ist es, den Salat abends zu essen, weil du dann automatisch weniger zu Abend isst. Mittags ist Salat natürlich auch eine gute Option, wenn du wenig Zeit zum Essen hast. Ein Vorteil ist auch, dass du ihn mitbringen kannst und so genaue Kontrolle darüber hast, was du isst.

Wenn du Salat unterwegs kaufst, achte darauf, dass du keine zuckerhaltigen und kalorienreichen Dressings verwendest, denn diese können alles wieder zunichte machen. Nimm am besten einfach Essig und Öl, um deinem Salat mehr Geschmack zu geben und die fettlöslichen Vitamine besser aufzunehmen.

4.4 Paprika

Paprika hat einen besonders hohen Vitamin C-Gehalt und unterstützt deinen Körper daher dabei, dein Fett loszuwerden. Zudem schmeckt vor allem rote Paprika leicht süßlich, was für viele Gemüse-Muffel ein guter Grund ist, hier zuzulangen.

Paprika schmeckt roh sehr gut. Du kannst den Geschmack aber auch mit Dips zum Beispiel aus saurer Sahne, Senf und ein wenig Honig aufpeppen. Dieses Gemüse eignet sich hervorragend dafür, es zum Beispiel nachmittags als Snack zwischendurch zu essen. Es macht dich auf Grund der Ballaststoffe satt und dadurch, dass du es gut kauen musst, hast du auch lange etwas davon.

Paprika kannst du auch sehr gut zu Suppe verarbeiten, zum Beispiel gemeinsam mit Tomaten und etwas Kokosmilch.

4.5 Grapefruit

Grapefruits sind wahre Vitamin C-Bomben. Die sauren Früchte helfen dabei, die Fettverbrennung im Körper zu beschleunigen und sollten daher auf deinem nächsten Einkaufszettel nicht fehlen.

Wenn dir die Früchte zu sauer sind, gibt es Abhilfe. Auf keinen Fall solltest du aber Zucker darüber streuen, da gerade Industrie-Zucker ungesund ist und die Insulin-Ausschüttung anheizt - wodurch du dann Heißhunger bekommst und gerade kein Fett verbrennst. Bevor du ihr mit Zucker ihre gesamte Wirkung nimmst, solltest du lieber keine Grapefruit essen.

Wenn sie dir einfach ein wenig zu sauer ist, kannst du sie auspressen und mit Orangen oder Äpfeln mischen. Dadurch erhältst du einen herrlich frischen Saft, mit dem du gut in den Tag startest. Auch im Smoothie macht die Grapefruit sich sehr gut.

4.6 Hafer

Hafer ist besonders ballaststoffreich und hilft mit seinen Vitaminen und Mineralstoffen außerdem dabei, Fett schneller zu verbrennen. Außerdem ist er sehr vielseitig und du kannst ihn jeden Tag anders genießen.

Möglichkeiten, Hafer zuzubereiten, sind zum Beispiel:

- als Porridge mit Früchten Hierzu einfach eine Tasse Haferflocken, eine Tasse Milch und eine Tasse Wasser vermischen, aufkochen und mit Früchten verfeinern.
- im Müsli,
- im Brot,
- als Kekse Ein ganz einfaches Keks-Rezept: eine Tasse Haferflocken mit einer zerquetschten Banane mischen, die Masse zu kleinen Keksen formen und zehn Minuten backen.

Hafer ist nicht nur sehr vielseitig verwendbar, sondern auch extrem günstig und lang haltbar. Damit ist er gerade für all diejenigen hilfreich, die nicht so viel Zeit zum Kochen und Einkaufen haben.

4.7 Nüsse

Nüsse hatten längere Zeit einen schweren Stand, weil sie sehr fettreich sind. Aber die Fette in Nüssen sind gesund, halten dich satt und helfen deinem Körper dabei, kein zusätzliches Fett einzulagern. Weil man sie perfekt transportieren und portionieren kann, eignen sie sich besonders als Snack für zwischendurch. Dabei können Nüsse auch noch ganz anders eingesetzt werden:

- als Nussbraten (vor allem für Vegetarier interessant),
- im Salat,
- mit Gemüse gekocht.

Bei Nüssen hast du eine sehr große Auswahl. Vor allem Walnüsse, aber auch Mandeln und Cashew-Kerne sind sehr gesund und helfen gegen Bauchfett. Als Snack für zwischendurch eignen sich auch Nussmischungen mit getrockneten Früchten gut, allerdings musst du bei den Früchten ein wenig aufpassen, weil der Zuckeranteil hier besonders hoch ist.

Kapitel 5: Tricks, um die Fettverbrennung zu beschleunigen

5.1 Tees und Co.

Es gibt etliche Drinks und Tees, die versprechen, die Fettverbrennung zu beschleunigen. Tatsächlich helfen manche davon. Du solltest keine teuren Präparate kaufen, sondern einfach das nehmen, was du in jedem Supermarkt findest.

Grüner Tee wirkt nicht nur belebend, sondern kurbelt außerdem den Stoffwechsel an. Damit kannst du die Fettverbrennung aktiv beschleunigen und sorgst zudem dafür, dass du immer ausreichend trinkst.

Ebenfalls sehr hilfreich bei der Fettverbrennung ist Ingwer. Einen Ingwer-Tee kannst du sehr leicht selbst herstellen, indem du ein Stück Ingwer in Scheiben schneidest, auf einen Grillspieß steckst und das Ganze mit Wasser überbrühst. Wichtig: Nehme keinen Zucker in den Tee, sonst machst du die Wirkung wieder zunichte. Wenn du etwas mehr Geschmack willst, füge Zitrone, Zimt oder Vanille hinzu, das ist auch leicht süßlich, treibt aber den Blutzuckerspiegel nicht nach oben.

5.2 Massagen

Wenn du Fett verbrennen möchtest, kannst du die Verbrennung auch durch eine Massage anregen. Außerdem helfen diese Massagen dabei, dein Bindegewebe zu stärken und damit deinen Körper schön zu formen. Du siehst dann schlanker aus, sogar ohne abzunehmen.

Für eine Bauchmassage brauchst du Öl. Es gibt spezielle Massage-Öls, aber ein einfaches Baby-Öl tut es auch. Pass am besten auf, dass du eine Unterlage hast, die schmutzig werden darf, sonst versaust du dir möglicherweise deine schönste Bettwäsche. Verteile etwas Öl in deinen Handflächen und massiere im Uhrzeigersinn kreisend auf deinem Bauch mit leichtem Druck das Öl ein.

Wichtig: Wenn du Organ-Krankheiten hast oder schwanger bist, solltest du deinen Bauch nicht selbst massieren.

5.3 Sauna-Gänge

Schwitzen reinigt die Poren und regt den Stoffwechsel an. Regelmäßige Sauna-Gänge helfen dir daher dabei, schneller dein Fett zu verbrennen und einen schönen schlanken Bauch zu bekommen.

Am besten gehst du alle ein bis zwei Wochen in die Sauen und machst etwa drei Gänge, jeweils mit Pausen dazwischen. Wenn du noch nie in der Sauna warst, fängst du am besten langsam an und gehst nur 15 Minuten in eine nicht zu heiße Sauna. Wenn du Schwierigkeiten mit den Kreislauf hast, solltest du sofort aufhören, dich flach hinlegen und warten, bis es dir besser geht. Sauna-Gänge sind nicht für jeden etwas, aber wenn du sie gut verträgst, helfen sie dir sehr dabei, dein Fett zu verbrennen.

Sauna-Profis machen übrigens zwischen den Gängen eiskalte Bäder - das regt den Kreislauf an und macht dich fit für den Tag. Und natürlich hilft es auch dem Stoffwechsel.

5.4 Sonne

Sonnenlicht enthält Vitamin D, das unser Körper dringend braucht, aber nicht selbst herstellen kann. Es hilft gegen Depressionen, verringert Stress und kann auch dabei helfen, deinen Stoffwechsel zu verbessern. Außerdem tut die Wärme deinem Körper gut. Daher solltest du, wann immer sich die Möglichkeit ergibt, raus ans natürliche Sonnenlicht. Am besten verbindest du deine Ausflüge mit ein bisschen Bewegung, sodass du einen doppelten Effekt zur Fettverbrennung hast. Aber auch das Liegen in der Sonne sorgt dafür, dass du dich gelassener und weniger hungrig fühlst. Du bist zufriedener, entspannter und hast gar keinen Grund mehr, zu ungesundem Essen zu greifen.

5.5 Wickel

Frischhaltefolie kann nicht nur deinen Salat knackig frisch halten, sondern auch dabei helfen, deinen Bauch in Form zu bringen. Wickel an den richtigen Stellen verstärken die Fettverbrennung und helfen dir, dich schneller an dein Ziel zu bringen.

Dafür solltest du den Bauch vorher mit einem Öl oder einer Creme einreiben und dann eine Frischhaltefolie in mehreren Lagen straff darum wickeln. Du sollst dein Blut natürlich nicht abklemmen, aber es sollte auch nicht leicht möglich sein, noch etwas unter den Wickel zu schieben.

Den Wickel lässt du dann etwa eine halbe Stunde am Körper, bevor du ihn vorsichtig löst und deinen Bauch vom Rest der Creme reinigst. Dadurch straffst du das Bindegewebe und unterstützt die Gewichtsabnahme erfolgreich.

5.6 Buchführung

Buchführung ist langweilig und du sollst hier auch gar nicht zum Buchhalter werden. Aber ein wichtiger Faktor beim Fettverbrennen ist eben auch, dass du weißt, wie das Fett überhaupt zustande kommt. Dafür musst du dich regelmäßig wiegen, deinen Bauchumfang wiegen und kontrollieren, was du isst und wann du dich bewegst. Und aus diesen Zahlen kannst du dann ablesen, wo du dein Verhalten verbessern musst - und wo es schon genau so ist, wie es sein soll.

Im nächsten Kapitel erhältst du als Bonus einen 14-tägigen Aktions-Plan, in dem du genau dies lernst und anwendest. In nur zwei Wochen übst du all die gesunden Verhaltensweisen ein, die du bisher in diesem Buch gelernt hast.

Bonus: Dein 14-Tage-Aktions-Plan

Bevor es losgeht

Damit du nicht nur reines Theorie-Wissen erlernst, sondern direkt gut in deine Bauchfett-Verbrennung startest, erhältst du als Bonus diesen 14-Tage-Aktions-Plan. Damit kannst du in den nächsten zwei Wochen damit beginnen, dein Leben Schritt für Schritt umzustellen. Jeder Tag hat dabei drei Komponenten: Du machst dir dein Verhalten bewusst, indem du darüber Buch führst und es abends mit Hilfe von Fragen reflektierst, du nimmst täglich eine gesunde Essgewohnheit hinzu und behältst sie bei (oder machst eine Sonder-Aufgabe), und du bringst etwas mehr Bewegung in dein Leben. In der ersten Woche geschieht dies, indem du langsam deine tägliche Schrittzahl auf 10.000 steigerst, in der zweiten, indem du Aktivität in den Alltag integrierst.

Ein paar Dinge brauchst du, um mit dem Aktions-Plan sofort loslegen zu können. Du wirst sie sicher alle zuhause haben:

- ein Heft, in dem du Buch führst über den Plan,
- eine Waage,
- ein Maßband,
- einen Schrittzähler (zum Beispiel im Handy),
- den festen Willen, dir 14 Tage Zeit zu geben, dein Leben zu verbessern.

Wenn du all das hast, kannst du sofort starten!

Tag 1: Erst mal einen Überblick verschaffen

Dein erster Tag dient nur dazu, dir selbst einen Überblick zu verschaffen, wo du stehst. Steige morgens auf die Waage und notiere dein Gewicht. Das wirst du ab jetzt jeden Morgen tun.

Die Meinungen darüber, ob man sich wirklich jeden Tag wiegen sollte, gehen auseinander. Dagegen spricht, dass das Gewicht nicht direkt auf alle Änderungen in deinem Verhalten reagiert. Manchmal geht es nach oben, obwohl du dich sehr gesund ernährt hast. Wasserverlust kann zu Gewichtsverlust führen, Muskelaufbau zur Zunahme, weil Muskeln schwerer sind als Fett. Trotzdem hilft es dir, ein Gefühl für das eigene Gewicht zu bekommen, wenn du dich wirklich jeden Tag wiegst. Du lernst, dass dein Gewicht in einer bestimmten Bandbreite liegt, und weißt, wann es gut ist, und wann nicht. Und kannst dann sofort gegensteuern, und nicht erst nach einer Woche.

Als nächstes misst du deinen Bauchumfang und notierst ihn. Da du Bauchfett verlieren möchtest, ist dies dein wichtigster Wert. Doch auch hier können Schwankungen auftreten. Wenn du Muskeln aufbaust, liegen diese zunächst unterm Bauchfett und erweitern deinen Bauchumfang. Sobald das Fett weg ist, schmelzen jedoch auch die Zentimeter. Den Bauchumfang misst du in den 14 Tagen aber nur drei Mal.

Heute sollst du den ganzen Tag so essen, wie du es immer gemacht hast, und dich auch so bewegen. Du sollst ja erst mal erkennen, wie dein normales Verhalten aussieht. Der einzige Unterschied zu sonst: Du schreibst alles auf, was du isst. Auch, wenn du Sport machst, notierst du das. Und abends schreibst du die Anzahl an Schritten auf, die du gegangen bist.

Jeden Abend beendest du nun damit, dass du Bilanz ziehst. Stelle und beantworte dir in deinem Heft die Fragen:

- Wie viele Mahlzeiten hast du zu dir genommen? Wie oft hast du zwischendurch Snacks gegessen?
- Wie viel hast du dich bewegt?
- Wie viele Schritte bist du gegangen?

Ab morgen wirst du dies als Basis nehmen, um dein Verhalten Schritt für Schritt anzupassen und dein Bauchfett loszuwerden.

Tag 2: Ziele setzen

Heute fangen wir damit an, dass wir Ziele setzen, die du erreichen sollst, um dein Bauchfett zu reduzieren. Jeden Tag kommen neue Ziele hinzu. Was du am Tag vorher schon erreicht hast, sollst du aber natürlich beibehalten.

Deine Ziele für heute:

- Essverhalten: Trinke mindestens drei Liter Wasser oder ungesüßten Tee. Dadurch wirst du weniger Hunger haben und automatisch weniger essen.
- Bewegung: Gehe mindestens 5.000 Schritte.

Was du heute notierst:

- Morgens: dein Gewicht
- Tagsüber: alles, was du gegessen hast, alle sportlichen Aktivitäten
- Abends: die Anzahl deiner Schritte

Fragen, die du dir am Abend beantworten sollst:

- Was ist dir heute schwer gefallen?
- Was ist dir sehr leicht gefallen, obwohl du das nicht erwartet hast?

Tag 3: Das Frühstück ist die wichtigste Mahlzeit des Tages

Im zweiten Kapitel hast du gelesen, dass das Frühstück eine wichtige Grundlage für dich bildet. Daher sollst du heute besonderes Augenmerk auf diese Mahlzeit legen und dir ein wirklich gesundes Frühstück zubereiten. Anregungen kannst du dir im zweiten Kapitel holen.

Deine Ziele für heute:

- Essverhalten: Iss ein gesundes und ballaststoffreiches Frühstück.
- Bewegung: Gehe mindestens 6.000 Schritte.

Was du heute notierst:

- Morgens: dein Gewicht
- Tagsüber: alles, was du gegessen hast, alle sportlichen Aktivitäten
- Abends: die Anzahl deiner Schritte

Fragen, die du dir am Abend beantworten sollst:

- Hast du einen Unterschied in deinem Hungerverhalten festgestellt, nachdem du das gesunde Frühstück gegessen hast?
- Merkst du, dass sich dein Bewegungsverhalten ändert, weil du mehr Schritte gehen willst?

Tag 4: Der Abend bleibt frei

Gestern hast du den Tag gesund gestartet, heute hörst du ihn gesund auf. Nach 20 Uhr solltest du nichts mehr essen. Wenn du Hunger hast, kannst du natürlich noch etwas trinken. Ungesüßter Tee beruhigt den Magen und stellt Hungergefühle zuverlässig ab. Und natürlich bleiben die Ziele der vorigen Tage weiterhin bestehen!

Deine Ziele für heute:

- Essverhalten: Iss nach 20 Uhr nichts mehr.
- Bewegung: Gehe mindestens 7.000 Schritte.

Was du heute notierst:

- Morgens: dein Gewicht
- Tagsüber: alles, was du gegessen hast, alle sportlichen Aktivitäten
- Abends: die Anzahl deiner Schritte

Fragen, die du dir am Abend beantworten sollst:

- Wie geht es dir mit den neuen Ess-Strukturen am Morgen und am Abend?
- Hast du Strategien entwickelt, deinen Hunger besser zu kontrollieren?

Tag 5: Gesunde Lebensmittel

In diesem Buch hast du viel darüber gelernt, welche Lebensmittel besonders gesund sind. Nun sollst du sie Stück für Stück in deine Ernährung integrieren. Orientiere dich dafür vor allem an den Lebensmitteln aus Kapitel 4. Davon brauchst du mindestens eins heute für dein Abendessen - das natürlich weiterhin nicht nach 20 Uhr stattfinden soll.

Deine Ziele für heute:

- Essverhalten: Integriere eins der Lebensmittel aus Kapitel 4 in dein Abendessen.
- Bewegung: Gehe mindestens 8.000 Schritte.

Was du heute notierst:

- Morgens: dein Gewicht
- Tagsüber: alles, was du gegessen hast, alle sportlichen Aktivitäten
- Abends: die Anzahl deiner Schritte

Fragen, die du dir am Abend beantworten sollst:

- Hat sich dein Abendessen sehr von deinen anderen Mahlzeiten unterschieden?
- Warum hast du ausgerechnet das Lebensmittel ausgewählt, das du genommen hast?

Tag 6: Heute etwas Besonderes

Nicht nur Essen und Bewegung helfen bei der Fettverbrennung. In Kapitel 5 hast du weitere Möglichkeiten kennengelernt, dein Bauchfett loszuwerden. Davon machen wir heute Gebrauch.

Deine Ziele für heute:

- Sonder-Aufgabe: Mache heute eine Bauch-Massage, um dein Bindegewebe zu stärken.
- Bewegung: Gehe mindestens 9.000 Schritte.

Was du heute notierst:

- Morgens: dein Gewicht
- Tagsüber: alles, was du gegessen hast, alle sportlichen Aktivitäten
- Abends: die Anzahl deiner Schritte

Fragen, die du dir am Abend beantworten sollst:

- Hast du einen Unterschied im Bindegewebe nach der Massage gemerkt?
- Fällt dir die Anzahl der Schritte schwer?

Tag 7: Zeit für eine Zwischenbilanz

Herzlichen Glückwunsch! Du bist bereits seit einer Woche erfolgreich auf dem Weg, dein Bauchfett loszuwerden. Zeit, Zwischenbilanz zu ziehen. Natürlich hast du auch heute wieder Ziele. Heute sollst du Smoothies kennenlernen, wenn du sie bisher noch nicht kennst. Die Frucht-Cocktails schmecken gut, sind gesund und machen lange satt. Vor allem grüne Smoothies haben viele Vitamine und Ballaststoffe. Du darfst dich heute auf einen freuen! Falls du selbst keinen Mixer hat (es geht auch mit einem Stab-Mixer), kannst du auch auf einen gekauften Smoothie zurückgreifen. Wichtig ist nur, dass kein Zucker zugesetzt wurde.

Deine Ziele für heute:

- Essverhalten: Trinke einen Smoothie.
- Bewegung: Gehe mindestens 10.000 Schritte.

Was du heute notierst:

- Morgens: dein Gewicht, deinen Bauchumfang
- Tagsüber: alles, was du gegessen hast, alle sportlichen Aktivitäten
- Abends: die Anzahl deiner Schritte

Fragen, die du dir am Abend beantworten sollst:

- Hast du mit Hungergefühlen zu tun?
- Wie gut hast du die Veränderungen in deinen Alltag integriert?
- Welche Erwartungen hast du an die zweite Woche?

Tag 8: Fünf Mal am Tag

Nachdem du in der letzten Woche kleinere Änderungen an deinem Essverhalten vorgenommen hast, sollst du nun lernen, wirklich gesund zu essen und dabei ganz klare Strukturen einzuhalten. Dies beginnt damit, dass du nicht mehr zwischendurch naschst oder snackst, sondern stattdessen fünf kleine Mahlzeiten am Tag zu dir nimmst, so wie im zweiten Kapitel beschrieben.

Deine Ziele für heute:

- Essverhalten: Nimm fünf kleine Mahlzeiten zu dir (siehe Kapitel zwei) und verzichte darauf, zwischendurch zu essen.
- Bewegung: Mache morgens drei Push-ups (Liegestütze). Wenn sie dir sehr schwerfallen, kannst du auch Liegestütze im Stehen an der Wand machen oder die Knie dabei aufsetzen.

Was du heute notierst:

- Morgens: dein Gewicht
- Tagsüber: alles, was du gegessen hast, alle sportlichen Aktivitäten
- Abends: die Anzahl deiner Schritte

Fragen, die du dir am Abend beantworten sollst:

- Wie sind dir die fünf Mahlzeiten am Tag bekommen?
- Was fällt dir aktuell schwer?
- Was fällt dir leicht?

Tag 9: Werde ein Zuckerdetektiv

Zucker hat viele Kalorien, macht Heißhunger und sorgt dafür, dass deine Fettreserven nicht abgebaut werden. Daher solltest du Zucker unbedingt vermeiden. Nicht mehr als 25 Gramm pro Tag sollten es sein, und da ist alles eingerechnet, zum Beispiel auch die Laktose in der Milch. Heute sollst du besonders auf Zucker achten und ihn aktiv reduziere.

Deine Ziele für heute:

- Essverhalten: Schau dir von allen Lebensmitteln, die du isst, den Zuckergehalt an. Iss nichts, was mehr als 3 Gramm Zucker pro 100 Gramm hat.
- Bewegung: Erhöhe die Anzahl der Liegestütze heute Morgen auf fünf.

Was du heute notierst:

- Morgens: dein Gewicht
- Tagsüber: alles, was du gegessen hast, alle sportlichen Aktivitäten
- Abends: die Anzahl deiner Schritte

Fragen, die du dir am Abend beantworten sollst:

- Welche Zuckerquellen hast du heute gefunden?
- Wie ist dir der Umgang mit dem Zucker gefallen?

Tag 10: Der Salat macht's

Salat ist ein Alleskönner. Er ist gesund und vielseitig. Und du solltest viel häufiger welchen essen. Also zum Beispiel heute, denn das ist eins deiner Ziele.

Deine Ziele für heute:

- Essverhalten: Iss heute zum Mittagessen einen Salat. Achte darauf, dass auch das Dressing gesund ist.

- Bewegung: Versuche, heute mindestens vier Stockwerke zu Fuß zurückzulegen.

Was du heute notierst:

- Morgens: dein Gewicht
- Tagsüber: alles, was du gegessen hast, alle sportlichen Aktivitäten
- Abends: die Anzahl deiner Schritte

Fragen, die du dir am Abend beantworten sollst:

- Wie war das Treppensteigen für dich?
- Bist du vom Salat satt geworden?

Tag 11: Sport ist alles andere als Mord

Heute ist der Start in deine Sportler-Karriere. Du kaufst dir ein schickes neues Outfit und bereitest dich auf deinen ersten Marathon vor... Nein, natürlich nicht. Heute sollst du dir eine Sportart überlegen, die du immer schon mal ausprobieren wolltest. Squash? Reiten? Bogenschießen? Und dann versuchst du, sie noch heute auszuführen - oder zumindest einen festen Termin dafür zu machen. Denn Sport kann Spaß machen, und genau das sollst du erfahren.

Deine Ziele für heute:

- Essverhalten: Versuche heute, möglichst viele Ballaststoffe in deinem Essen unterzubringen. In Kapitel 2 findest du dazu Anregungen.
- Bewegung: Suche dir eine Sportart aus, auf die du schon immer Lust hattet. Dann mache einen Termin - am besten gleich heute -, an dem du die Sportart ausprobieren wirst.

Was du heute notierst:

- Morgens: dein Gewicht
- Tagsüber: alles, was du gegessen hast, alle sportlichen Aktivitäten
- Abends: die Anzahl deiner Schritte

Fragen, die du dir am Abend beantworten sollst:

- Warum hast du genau die Sportart ausgesucht, die du gewählt hast?
- Hatten die Ballaststoffe einen Einfluss auf dein Hungergefühl?

Tag 12: Gönn dir was

Heute erhältst du wieder eine Sonder-Aufgabe, die dir helfen soll, Bauchfett zu verbrennen. Du darfst dir dafür aus Kapitel 5 etwas aussuchen, was dir besonders viel Spaß macht.

Deine Ziele für heute:

- Sonder-Aufgabe: Sauna, Wickel oder Sonne: Suche dir etwas aus Kapitel 5 aus, was du heute umsetzen willst.
- Bewegung: Fahre heute eine Runde mit dem Fahrrad.

Was du heute notierst:

- Morgens: dein Gewicht
- Tagsüber: alles, was du gegessen hast, alle sportlichen Aktivitäten
- Abends: die Anzahl deiner Schritte

Fragen, die du dir am Abend beantworten sollst:

- Wie war deine "Sonder-Aufgabe"? Spürst du einen Unterschied?
- Merkst du schon, dass du aktiver und beweglicher geworden bist?

Tag 13: Wo kommen die Kalorien her?

Heute sollst du deine Notizen durchgehen und genau überlegen, wo du was gegessen hast. Dazu markierst du alle Lebensmittel der folgenden Gruppe mit einem grünen Stift:

- Obst,
- Gemüse,
- Nüsse,
- Hülsenfrüchte,
- Getreide.

Tierische Produkte markierst du gelb, alle Süßigkeiten und Fast Food markierst du rot. So kannst du sehen, wo die Kalorien herkommen.

Deine Ziele für heute:

- Essverhalten: Werte deine Essnotizen aus und überlege, wie du mehr "grüne" Lebensmittel unterbringen kannst.
- Bewegung: Mache einen ausgedehnten Spaziergang.

Was du heute notierst:

- Morgens: dein Gewicht
- Tagsüber: alles, was du gegessen hast, alle sportlichen Aktivitäten
- Abends: die Anzahl deiner Schritte

Fragen, die du dir am Abend beantworten sollst:

- Wie sieht das Verhältnis der Farben bei deinen konsumierten Lebensmitteln aus?
- Welche Form der Bewegung hat dir am besten gefallen?

Tag 14: Finale

Super, du hast es geschafft! Du hast 14 Tage lang daran gearbeitet, dein Verhalten Schritt für Schritt zu verbessern und so deinem Bauchfett den Kampf anzusagen. Damit du auch weiterhin so gute Fortschritte machst wie bisher, ist es jetzt an dir. Deine Ziele für heute bestehen darin, dir selbst einen Plan für die nächste Woche zu gestalten.

Deine Ziele für heute:

- Essverhalten: Mache einen Mahlzeiten-Plan für die nächste Woche mit je fünf kleinen Mahlzeiten am Tag. Berücksichtige dabei alles, was du in diesem Buch gelernt hast.
- Bewegung: Mache dir einen Sportplan für die nächste Woche. Plane ein, dass du jeden Tag mindestens 10.000 Schritte gehst, jeden Tag fünf Minuten Gymnastik machst und einmal in der Woche etwa eine Stunde Sport machst.

Was du heute notierst:

- Morgens: dein Gewicht, einen Bauchumfang
- Tagsüber: alles, was du gegessen hast, alle sportlichen Aktivitäten
- Abends: die Anzahl deiner Schritte

Fragen, die du dir am Abend beantworten sollst:

- Wie waren die beiden Wochen für dich?
- Was sind deine Erfolge? Worauf bist du stolz?
- Was erwartest du von den nächsten Wochen? Welche Ziele hast du?

Schlusswort: Und wie geht es jetzt weiter?

Dieses Buch hat dir eine Menge Wissen zur Verfügung gestellt, das dir dabei hilft, dein Bauchfett aktiv zu bekämpfen. Außerdem hast du 14 Tage lang daran gearbeitet, dein Ess- und Bewegungsverhalten zu verbessern und so gesünder zu werden. Natürlich ist das nicht das Ende. Denn wie bereits in der Einleitung gesagt, ist es wichtig, dass alle Verhaltensänderungen nachhaltig und damit dauerhaft sind, wenn du nie wieder Bauchfett haben willst.

Dein 14-Tage-Plan war also nur der Anfang, und für dich heißt es jetzt, dein Leben und dein Verhalten entsprechend dem, was du gelernt hast, weiter zu ändern. Die Grundlagen dafür hast du jetzt, und die ersten Schritte bist du auch bereits gegangen. Du musst keine Diät machen und bist auch immer satt, wenn du die Ratschläge aus diesem Buch weiterhin befolgst. Und dein Bauchfett verabschiedet sich für immer. Denn mit den Tipps aus diesem Buch überzeugst du deinen Körper davon, dass er gar kein Fett mehr braucht.

Bauchfett kannst du am besten bekämpfen, wenn du dein Leben gesünder gestaltest. Es wird dann Schritt für Schritt verschwinden, ohne dass du Entbehrungen erleiden musst oder große Anstrengungen erduldest. Dein Körper gewöhnt sich einfach daran, endlich das zu bekommen, was er sich schon lange wünscht: gesunde Ernährung und ein bisschen Bewegung.

Du hast dich mit diesem Buch auf die Reise begeben, dein Leben so zu gestalten, dass dein Körper von dir bekommt, was er braucht. Diese Reise ist vielleicht nicht immer einfach, aber sie ist auf jeden Fall machbar, und du bist längst unterwegs! Insofern weiter so und weiterhin ganz viel Erfolg bei deinem Kampf gegen das Bauchfett!

Impressum

Verleger und Rechteinhaber:

Matthias Pajek
Stockhammergasse 4/B1
2620 Neunkirchen
Österreich / Austria

Gedruckt/Vertrieben und Verkauft via
Amazon.com, Inc. oder einer Tochtergesellschaft

TB-:C:R:E:A:M:2017:MHAP

Printed in Poland
by Amazon Fulfillment
Poland Sp. z o.o., Wrocław

88419846R00034